Anastasia Bougea
Nikolaos Spantideas
Efhalia Massou

Perfis de dores de cabeça durante a crise económica: Lições da realidade grega

Anastasia Bougea
Nikolaos Spantideas
Efhalia Massou

Perfis de dores de cabeça durante a crise económica: Lições da realidade grega

ScienciaScripts

Imprint

Cover image: www.ingimage.com

This book is a translation from the original published under ISBN 978-3-639-85944-7.

Publisher:
Sciencia Scripts
is a trademark of
Dodo Books Indian Ocean Ltd. and OmniScriptum S.R.L publishing group

120 High Road, East Finchley, London, N2 9ED, United Kingdom
Str. Armeneasca 28/1, office 1, Chisinau MD-2012, Republic of Moldova, Europe
Managing Directors: Ieva Konstantinova, Victoria Ursu
info@omniscriptum.com

Printed at: see last page
ISBN: 978-620-8-53805-7

ÍNDICE

Lista de abreviaturas

IMF: International Monetary Fund

PPPs: public–private partnerships

E.Σ.Y.: Greek National Health Care System

ICHD: International Classification of Headache Disorders

TTH: Tension-type headache

CSD: Cortical spreading depression

NSAIDs: nonsteroidal inflammatory drugs

MOH: medication-overuse headache

HAD: hospital anxiety depression

NOS : not otherwise specified

ED: emergency department

CT scan: Computed tomography scan

CTA: Computed tomography angiography

MRI: Magnetic resonance imaging

PO: Per Os

AAN: American Academy of Neurology

LP: Lumbar puncture

OECD: Organization for Economic Co-operation and Development

CAPÍTULO 1

I.Introdução

A partir de 2009, a crise económica mundial não só agravou a pobreza como também provocou efeitos adversos na saúde. As dores de cabeça, que representam entre 1 e 3 % do total de visitas aos serviços de urgência, constituem um desafio para o diagnóstico e o tratamento devido às suas importantes consequências psicológicas e socioeconómicas [Maizels et al., 2001; Morgenstern et al., 2001; Stovner et al., 2007]. Embora as pessoas fossem menos propensas a visitar instalações ambulatórias na era da crise económica, verificou-se um aumento contínuo das admissões em hospitais públicos de 2009 até ao primeiro semestre de 2011 [Kentikelenis et al., 2011; Eurostat 2011].

Nenhum outro país europeu sentiu tanto o choque da crise económica mundial como a Grécia. A dívida pública grega manifestou-se pela primeira vez no final de 2009, obrigando a Grécia a assinar dois grandes pacotes de empréstimos da UE e do FMI. Em consequência, o povo grego foi sujeito a uma série de duras medidas de austeridade, cujos efeitos sociais foram muito graves. O rendimento da maioria dos gregos foi drasticamente reduzido e o desemprego aumentou drasticamente. As medidas de austeridade foram intensificadas em 2011, numa tentativa de atingir os objectivos estabelecidos (dados da Autoridade Estatística Helénica; http://www.statistics.gr/portal/page/portal/ESYE), o que teve um impacto devastador na saúde.

Neste livro, a primeira parte apresenta uma visão geral dos principais aspectos da reforma da saúde, especialmente no sistema nacional de cuidados de saúde grego na era da crise económica. A segunda parte é uma breve revisão da literatura relevante relativamente à classificação das cefaleias, mecanismos fisiopatológicos, dados epidemiológicos e opções de tratamento. A terceira parte relata e analisa os nossos dados actuais publicados sobre a alteração dos padrões das cefaleias num serviço de urgência grego durante a crise económica da Grécia. A quarta parte resume as nossas conclusões e apresenta possíveis implicações políticas dos resultados para os decisores políticos

CAPÍTULO 2

2 . Panorama do sistema de saúde grego

O sistema de saúde é uma mistura de modelos públicos integrados, de contratos públicos e de reembolsos públicos, incluindo elementos dos sectores público e privado e incorporando princípios de diferentes padrões organizacionais. O acesso aos serviços baseia-se na cidadania e no estatuto profissional. Os prestadores de serviços de saúde incluem o sector público (hospitais públicos, centros de saúde e gabinetes médicos comunitários, serviços ambulatórios de organismos de segurança social, dispensários municipais) e a iniciativa privada (hospitais e clínicas privados, laboratórios de diagnóstico, médicos independentes, etc.). O financiamento dos serviços e produtos de saúde provém, em primeiro lugar, do orçamento do Estado e das caixas de segurança social (cerca de 59%) e, em segundo lugar, das despesas privadas (cerca de 41%). A maior parte das despesas de saúde é constituída por despesas privadas, principalmente sob a forma de pagamentos diretos, que é também o elemento que mais contribui para o aumento global das despesas de saúde. A prestação de serviços de saúde baseia-se tanto em prestadores públicos como privados. A presença de prestadores privados é mais evidente nos cuidados primários, especialmente no que respeita às tecnologias de diagnóstico, aos consultórios médicos privados e aos produtos farmacêuticos.

Apesar do sucesso na melhoria da saúde da população, o sistema de saúde grego enfrenta graves problemas estruturais no que respeita à organização, ao financiamento e à prestação de serviços. O sistema sofre da ausência de critérios definidos para o financiamento, o que faz com que as caixas de doença sofram restrições económicas e défices orçamentais. A elevada percentagem de despesas privadas é contrária ao princípio do financiamento equitativo e da igualdade de acesso aos serviços de saúde. A eficiência é posta em causa devido à falta xvi Sistemas de saúde na Grécia em transição de incentivos para melhorar o desempenho do sector público. Os mecanismos de avaliação das necessidades e de definição de prioridades estão pouco desenvolvidos e, consequentemente, a distribuição regional dos recursos de saúde é desigual. A centralização do sistema está associada a uma falta de planeamento e de coordenação, bem como a uma capacidade de gestão e administrativa limitada. Além disso, o excesso de oferta de médicos, a ausência de um sistema de referenciação e as políticas irracionais de preços e de reembolso são factores que incentivam os pagamentos por baixo da mesa e a economia paralela.

Estas deficiências resultam numa baixa satisfação dos cidadãos com o sistema de saúde.

O marco no desenvolvimento do sistema de saúde grego foi a criação do sistema nacional de saúde (ESY) em 1983. Os objectivos estratégicos das iniciativas de reforma da saúde têm sido a estruturação de um sector de cuidados de saúde unificado de acordo com a proposta original do ESY e a resolução das actuais ineficiências. No entanto, as três reformas tentadas na década de 1990 nunca foram totalmente implementadas, enquanto o ambicioso projeto de reforma do período 2000-2004, que previa a regionalização do sistema, novas estruturas de gestão, reembolso prospetivo, novas condições de emprego para os médicos hospitalares, modernização dos serviços de saúde pública e reorganização dos cuidados de saúde primários, foi abolido após as eleições de 2004 e uma mudança de governo. Embora a nova estratégia, lançada em 2005 com o objetivo declarado de assegurar a viabilidade financeira do sistema de saúde a curto prazo e a sua sustentabilidade a longo prazo, tenha abordado deficiências específicas, tem sido bastante controversa: a introdução de um sistema administrativo centralizado de contratos públicos, o desenvolvimento de parcerias público-privadas (PPP) para a construção de hospitais públicos e a reforma dos cuidados farmacêuticos foram acompanhados pela abolição da gestão profissional dos hospitais e a sua substituição por uma administração política. A predominância do clientelismo e do pensamento partidário em vez da construção de consensos resultou numa política de saúde que carece de continuidade e de capacidade de mudança.

2.1 Crise económica e seu impacto no sistema de saúde grego

A Grécia foi mais afetada pela turbulência financeira iniciada em 2009 do que qualquer outro país europeu. Os 30 anos de crescimento consecutivo da economia grega inverteram-se.

Em abril de 2010, a Grécia tornou-se o primeiro país da área do euro a solicitar apoio financeiro ao Fundo Monetário Internacional (FMI), à Comissão Europeia e ao Banco Central Europeu devido ao rápido aumento dos défices anuais e da dívida pública total, que conduziram a uma crise na capacidade de crédito do Estado. O défice financeiro em 2010 atingiu 10,6% do PIB (Autoridade Estatística Helénica, 2011), enquanto a atual dívida pública da Grécia ascende a 368 mil milhões de euros (Ministério das Finanças, 2011), o que representa mais de 150% do PIB. Para além disso, a notação de crédito da Grécia foi rapidamente rebaixada pelas agências internacionais (Ministério das Finanças, Agência de Gestão da Dívida Pública, 2011). O resultado direto das circunstâncias acima referidas é uma redução significativa do rendimento pessoal e familiar devido a uma tributação mais pesada e a uma recessão geral do mercado. A crise reduziu drasticamente o rendimento e forçou muitos a ficarem desempregados, ao mesmo tempo que aumentavam as oportunidades de emprego instáveis e fugazes, sem que, em muitos casos, houvesse qualquer seguro social de saúde. A taxa de desemprego na Grécia atingiu 27,9% (Eurostat, 2013), enquanto em Espanha foi de 26,3% (Eurostat, 2013), em Itália de 13% (Eurostat, 2014) e nos EUA de 10% (outubro de 2009) [Hellenic Statistical Authority, 2011].

As fracas perspectivas económicas globais e as reduções da despesa pública afectaram particularmente as áreas dos cuidados de saúde e da educação médica, aumentando as fontes humanas, como a falta de pessoal médico e de enfermagem, os padrões de turnos exigentes, o envelhecimento da população médica, as reduções dos salários do pessoal, a escassez de medicamentos e a escassez de material médico e cirúrgico [Polyzos et al., 2014]. A aplicação de políticas centradas no controlo fiscal prejudicou a promoção e a prevenção da saúde, reduzindo simultaneamente a extensão e a qualidade dos serviços médicos básicos, como a medicina respiratória, e avançados, como o transplante de órgãos e a cirurgia hepática, prestados pelo Sistema Nacional de Saúde Grego (E.Σ.Υ.) [Ifanti et al., 2013; Economou et al., 2014; Moris et al. 2016]. Dada a redução dos orçamentos hospitalares de 26 % para 40 % ao longo dos anos, 40 % dos doentes, devido à diminuição dos rendimentos das famílias, passaram do sector de saúde privado para o sector público em busca de apoio médico.

A população da Grécia é de aproximadamente 11 milhões de habitantes. A esperança de vida masculina e feminina à nascença é de 78 anos e 83,4 anos, respetivamente. A população com mais de 65 anos aumentou de 18% em 2004 para 20,5% em 2014 (OCDE/UE 2014). A prevalência de doenças crónicas é elevada, o que deve reforçar os padrões tradicionais de cuidados (Tsiachristas et al., 2015). Foram encontradas taxas elevadas de polifarmácia (Pappa et al. 2011), enquanto a crise económica afectou a saúde da população vulnerável. No entanto, não existem dados epidemiológicos sobre as visitas a ambulatórios ou serviços de urgência gregos durante a crise económica.

CAPÍTULO 3

3 Classificação das cefaleias

3.1 Cefaleia de tensão: subtipos e dados epidemiológicos

A cefaleia tipo tensão (CTT) é uma cefaleia primária muito comum, com uma prevalência ao longo da vida na população geral que varia entre 30% e 78% em diferentes estudos, e com elevado impacto socioeconómico [Schwartz et al., 1997].

Em 1988, a TTH foi dividida em subtipos episódicos e crónicos, de acordo com a Classificação das Perturbações das Cefaleias (ICHD-I) [ICHD-I, 1998]. Na ICHD-II, a forma episódica foi ainda subdividida numa subforma pouco frequente, com episódios de cefaleias inferiores a uma vez por mês, e numa subforma frequente. [A DCL-II, 2004] A DTH crónica é uma doença grave, que provoca uma grande diminuição da qualidade de vida e uma elevada incapacidade. Em contrapartida, a dor de cabeça episódica infrequente, que ocorre em quase toda a população, tem normalmente um impacto muito reduzido no indivíduo e, na maioria dos casos, não requer a atenção da profissão médica.

A versão mais atual, ICHD-3 beta, foi publicada em 2013 [HIS, 2013] e descreve quatro categorias para o TTH: episódico pouco frequente; episódico frequente; crónico; e provável. Os critérios classificam ainda o TTH com base na presença ou ausência de uma perturbação coexistente dos músculos pericranianos, da seguinte forma

Tabela 1. Quatro categorias para TTH de acordo com os critérios de diagnóstico 3-beta

Infrequent episodic tension-type headache: Infrequent episodes of headache, typically bilateral, pressing or tightening in quality and of mild to moderate intensity, lasting minutes to days. The pain does not worsen with routine physical activity and is not associated with nausea, but photophobia or phonophobia may be present. Diagnostic criteria: A.At least 10 episodes of headache occurring on <1 day per month on average (<12 days per year) and fulfilling criteria B-D B. Lasting from 30 minutes to 7 days C. At least two of the following fourcharacteristics: 1. bilateral location 2. pressing or tightening (non-pulsating) quality 3. mild or moderate intensity 4. not aggravated by routine physical activity such as walking or climbing stairs D. Both of the following: 1. no nausea or vomiting 2. no more than one of photophobia or phonophobia E. Not better accounted for by another ICHD-3 diagnosis.	**Infrequent episodic tension-type headache associated with pericranial tenderness** Diagnostic criteria: A. Episodes fulfilling criteria for Infrequent episodic TTH B. Increased pericranial tenderness on manual palpation. Infrequent episodic tension-type headache not associated with pericranial tenderness Diagnostic criteria: A. Episodes fulfilling criteria for Infrequent episodic tension-type headache B. No increase in pericranial tenderness
Frequent episodic TTH: Frequent episodes of headache, typically bilateral, pressing or tightening in quality and of mild to moderate intensity, lasting minutes to days. The pain does not worsen with routine physical activity and is not associated with nausea, but photophobia or phonophobia may be present. Diagnostic criteria: A. At least 10 episodes of headache occurring on 1-14 days per month on average for >3 months (12 and <180 days per year) and fulfilling criteria B-D B. Lasting from 30 minutes to 7 days C. At least two of the following four characteristics: 1. bilateral location 2. pressing or tightening (non-pulsating) quality 3. mild or moderate intensity 4. not aggravated by routine physical activity such as walking or climbing stairs D. Both of the following:	**Chronic TTH associated with pericranial tenderness** Diagnostic criteria: A. Headache fulfilling criteria for Chronic TTH B. Increased pericranial tenderness on manual palpation. **Chronic TTH not associated with pericranial tenderness** Diagnostic criteria: A. Headache fulfilling criteria for Chronic TTH B. No increase in pericranial tenderness.

1. no nausea or vomiting 2. no more than one of photophobia or phonophobia E. Not better accounted for by another ICHD-3 diagnosis.	
Probable TTH : Tension-type-like headache missing one of the features required to fulfil all criteria for a subtype of TTH coded above, and not fulfilling criteria for another headache disorder. Diagnostic criteria: A. One or more episodes of headache fulfilling all but one of criteria A-D for Infrequent episodic TTH B. Not fulfilling ICHD-3 criteria for any other headache disorder C. Not better accounted for by another ICHD-3 diagnosis. **Probable frequent episodic TTH** Diagnostic criteria: A. Episodes of headache fulfilling all but one of criteria A-D for Frequent episodic TTH B. Not fulfilling ICHD-3 criteria for any other headache disorder C. Not better accounted for by another ICHD-3 diagnosis. **Probable chronic TTH** Diagnostic criteria: A. Headache fulfilling all but one of criteria A-D for Chronic episodic TTH B. Not fulfilling ICHD-3 criteria for any other headache disorder C. Not better accounted for by another ICHD-3 diagnosis.	**Chronic TTH associated with pericranial tenderness** Diagnostic criteria: A. Headache fulfilling criteria for Chronic TTH B. Increased pericranial tenderness on manual palpation. **Chronic TTH not associated with pericranial tenderness** Diagnostic criteria: A. Headache fulfilling criteria for Chronic TTH B. No increase in pericranial tenderness.

Os factores desencadeantes mais frequentemente relatados para a TTH são o stress (mental ou físico), refeições irregulares ou inadequadas, ingestão elevada de café e outras bebidas com cafeína, desidratação, distúrbios do sono, muito ou pouco sono, exercício físico reduzido ou inadequado, problemas psicológicos, variações durante o ciclo menstrual feminino e substituição hormonal [Bougea et al., 2013]

A prevalência de TTH varia em função da idade, do género, da região geográfica, bem como do nível de educação e da situação profissional [Sahler et al., 2012]. Vários estudos registaram um rácio de mulheres para homens que varia entre 1,16:1 e 3:1 [Crystal e Robbins, 2010]. A prevalência global de um ano de

TTH foi recentemente estimado em 32% (30% para TTH episódico, 2,4% para TTH crónico) [Sahler et al., 2012]. As taxas de TTH episódico variam de 10,8% [47] a 37,3% [Sahler et al., 2012] e as taxas de TTH crónico variam de 0,6% a 3,3% [Sahler et al., 2012]. A taxa agregada ponderada de TTH em estudos cruzados é de 13% [Ferrante et al., 2013], substancialmente mais elevada do que a da enxaqueca com aura (4,4%) e da enxaqueca crónica (0,5%) [Ferrante et al., 2013]. A taxa de prevalência média de um ano é maior nos países europeus (53%), seguida da América do Sul (31,5%), América do Norte (30%), Ásia (18,5%), Médio Oriente (10,3%) e África (7%) [Sahler et al., 2012]. No entanto, os dados epidemiológicos gregos do TTH são largamente escassos.

3.1.1 Base neurobiológica da cefaleia de tipo tensional

Os mecanismos neurológicos exactos da TTH são desconhecidos. O stress pode agravar o tecido miofascial sensível ao aumentar a contração muscular, desencadeando a ativação de pontos. O aumento da nocicepção dos músculos tensos pode ser a causa primária da cefaleia, possivelmente favorecida por uma alteração central temporária no controlo da dor, seguida da libertação de epinefrina, cortisol, noradrenalina e substâncias algogénicas devido às respostas ao stress [MOrk et al., 2004; Fernandez-de-Las-Penas et al., 2007; Chrousos, 2009]. Os mecanismos emocionais aumentam a tensão muscular através do sistema límbico e, simultaneamente, aumentam a excitabilidade a nível espinal/trigeminal para reduzir o tónus do sistema antinociceptivo endógeno, que é responsável pela dor crónica. É mais provável que os mecanismos periféricos da dor desempenhem um papel na TTH episódica pouco frequente e na TTH episódica frequente, enquanto os mecanismos centrais da dor desempenham um papel mais importante na TTH crónica.

Além disso, existem fortes indícios de uma predisposição genética para o TTH episódico frequente e para o TTH crónico, enquanto os factores ambientais desempenham um papel fundamental no desenvolvimento do TTH episódico [Steiner et al., 2014]. A investigação fez progredir o nosso conhecimento atual sobre os meios através dos quais os factores psicológicos conduzem ao TTH, sugerindo a hiperatividade simpática como um possível mecanismo. Além disso, alguns estudos indicam que o TTH crónico está associado a alterações estruturais e funcionais no cérebro. Utilizando estas descobertas, as futuras intervenções podem proporcionar melhores resultados no tratamento de pessoas com TTH.

3.1.2 Tratamento da cefaleia de tipo tensional

Os analgésicos simples e os fármacos inflamatórios não esteróides (AINE) são as primeiras escolhas para o tratamento agudo do TTH episódico [Jensen e Torelli, 2010]. Na nossa coorte, mais de metade dos adultos com TTH tomaram pelo menos uma forma de medicação prescrita durante os últimos 12 meses, em comparação com 35% dos controlos. Além disso, 45% tomaram medicamentos analgésicos durante os últimos 12 meses (a maioria eram analgésicos simples) em comparação com 25,6% dos controlos. No entanto, a sua eficácia diminui com o aumento da frequência e da cronicidade do TTH [Jensen e Torelli, 2010].

A farmacoterapia profiláctica como antidepressivos é amplamente utilizada para o TTH episódico frequente e para as pessoas com TTH crónico [Jensen e Torelli, 2010]. O antidepressivo tricíclico amitriptilina é o fármaco de primeira escolha recomendado, uma vez que demonstrou ter um efeito significativo e clinicamente relevante na prevenção do TTH [Holroyd., 2001]. O antidepressivo noradrenérgico e serotoninérgico específico mirtazapina [Bendtsen e Jensen, 2004] e o inibidor da recaptação da serotonina e da noradrenalina venlafaxina [Zissis et al., 2007] podem ter uma eficácia comparável à da amitriptilina no tratamento do TTC e podem ser mais bem tolerados. A eficácia de outras farmacoterapias testadas para o TTH tem sido variável. Um estudo multicêntrico randomizado, duplo-cego e controlado por placebo não mostrou nenhum efeito clinicamente significativo da toxina botulínica A na CTTH [Schulte-Mattler et al., 2004]. Em geral, a investigação sugere que as opções actuais de farmacoterapia estão longe de ser as melhores. As futuras farmacoterapias que parecem promissoras no tratamento da CTTH incluem antidepressivos de terceira geração, inibidores do óxido nítrico, moduladores dos canais de Na+ e/ou Ca2+ e anticonvulsivantes

As intervenções não farmacológicas, como a terapia cognitivo-comportamental, o biofeedback do eletromiograma, o treino de relaxamento, a acupunctura, a fisioterapia e a sua combinação, demonstraram ter um impacto imediato na redução da frequência e da tensão muscular. Relativamente a outras terapias (p. ex., acupunctura, terapia da liberdade emocional), existem atualmente resultados promissores quanto à sua eficácia [Bougea et al., 2013; Penzien e Taylor, 2014]. Além disso, a combinação de terapias não farmacológicas e farmacológicas pode ser eficaz no tratamento da TTH [Holroyd et al., 1991]. Dado que a fisiopatologia subjacente ao TTH é complexa, são necessários estudos futuros centrados na interação de tratamentos multimodais.

3.2 Enxaqueca: subtipos e dados epidemiológicos

A enxaqueca é uma perturbação primária das cefaleias comum e altamente incapacitante nos adultos. Estima-se que 11% (303 milhões) da população mundial sofra de enxaqueca. A prevalência da enxaqueca varia com a idade, aumentando no início da vida adulta e diminuindo no final dos 40 e início dos 50 anos. O rácio entre os sexos para a enxaqueca ao longo da vida é de 2 mulheres: 1 homem. As taxas de incidência para pessoas com menos de 30 anos de idade variam entre 1,5 e 6 por 1000 pessoas-ano nos homens e entre 3 e 24 por 1000 pessoas-ano nas mulheres. A prevalência do diagnóstico de enxaqueca no Serviço de Urgência é muito variável, oscilando entre 15 e 32% [De Carli et al., 1998; Morgenstern et al., 2001; Blumenthal et al., 2003]. A maioria dos doentes teve alta com um diagnóstico de cefalalgia ou cefaleia não especificada (NOS) [De Carli et al., 1998; Morgenstern et al., 2001; Blumenthal et al., 2003]. Em média, estima-se que se perdem 5,7 dias de trabalho por ano por cada trabalhador ou estudante com enxaqueca, a produtividade no trabalho/escola é reduzida em <50% e a falta de atividade familiar ou social em 30% [Lipton et al., 2007].

No início dos anos 90, um estudo americano demonstrou que a prevalência das enxaquecas estava fortemente associada ao rendimento do agregado familiar; a prevalência no grupo de rendimento mais baixo (<10.000 dólares) era mais de 60% superior à dos dois grupos de rendimento mais elevado (30.000 dólares). A proporção de doentes com enxaqueca que sofriam de incapacidade moderada a grave não estava relacionada com o género, a idade, o rendimento, a residência urbana ou rural, ou a região do país [Stewart et al., 1992].

Estudos epidemiológicos mostram um risco acrescido de AVC isquémico (AVI) na enxaqueca (Lantz et al., 2017). Uma revisão recente da enxaqueca e das comorbilidades psiquiátricas indicou que os doentes com enxaqueca também eram mais propensos a ter depressão, perturbação bipolar e perturbação de pânico em comparação com os doentes com MO [Minen et al., 2016]. Para além dos factores de risco ambientais, a GRS, que combina múltiplas variantes de risco genético, está associada à enxaqueca sem aura, mas não à enxaqueca com aura, o que sugere um contexto de suscetibilidade genética diferente subjacente às duas formas de enxaqueca [Pisanu et al., 2017].

A versão mais atual, a ICHD-3 beta, inclui seis subtipos principais de enxaqueca (Enxaqueca sem aura, Enxaqueca com aura, Enxaqueca crónica, Complicações da enxaqueca, Enxaqueca provável. Síndromes episódicas que podem estar associadas à enxaqueca) (Tabela 2) [HIS, 2013]:

Tabela 2. Seis subtipos principais de enxaqueca de acordo com os critérios ICHD-3beta

Migraine without aura:	**Migraine with aura:**
Recurrent headache disorder manifesting in attacks lasting 4-72 hours. Typical characteristics of the headache are unilateral location, pulsating quality, moderate or severe intensity, aggravation by routine physical activity and association with nausea and/or photophobia and phonophobia. Diagnostic criteria: A. At least five attacks1 fulfilling criteria B–D B. Headache attacks lasting 4-72 hours (untreated or unsuccessfully treated) C. Headache has at least two of the following four characteristics: 1. unilateral location 2. pulsating quality 3. moderate or severe pain intensity 4. aggravation by or causing avoidance of routine physical activity (e.g. walking or climbing stairs) D. During headache at least one of the following: 1. nausea and/or vomiting 2. photophobia and phonophobia E. Not better accounted for by another ICHD-3 diagnosis	Recurrent disorder manifesting in attacks of reversible focal neurological symptoms that usually develop gradually over 5–20 minutes and last for less than 60 minutes. Headache with the features of "migraine without aura" usually follows the aura symptoms. Less commonly, headache lacks migrainous feature or is completely absent [i.e., the aura may occur without any subsequent headache]. Diagnostic criteria: A. At least two attacks fulfilling criterion B B. Migraine aura fulfilling criteria [described below] C. Not attributed to another disorder.
Chronic migraine :Headache occurring on 15 or more days per month for more than 3 months, which has the features of migraine headache on at least 8 days per month. Diagnostic criteria: A. Headache (tension-type-like and/or migraine-like) on 15 days per month for >3 months2 and ful-filling criteria B and C B. Occurring in a patient who has had at least five attacks fulfilling criteria B-D for 1.1 Migraine without aura and/or criteria B and C for 1.2	**Complications of migraine** 1.Status migrainosus 2. Persistent aura without infarction 3. Migrainous infarction 4. Migraine aura-triggered seizure

Migraine with aura C. On 8 days per month for >3 months, fulfilling any of the following 3 : 1. criteria C and D for 1.1 Migraine without aura 2. criteria B and C for 1.2 Migraine with aura 3. believed by the patient to be migraine at onset and relieved by a triptan or ergot derivative D. Not better accounted for by another ICHD-3 diagnosis.	
Probable migraine: Migraine-like attacks missing one of the features required to fulfil all criteria for a subtype of migraine coded above, and not fulfilling criteria for another headache disorder. <u>Diagnostic criteria:</u> A. Attacks fulfilling all but one of criteria A-D for 1.1 Migraine without aura, or all but one of criteria A-C for 1.2 Migraine with aura B. Not fulfilling ICHD-3 criteria for any other headache disorder C. Not better accounted for by another ICHD-3	**Episodic syndromes that may be associated with migraine** 1. Recurrent gastrointestinal disturbance 2. Cyclic vomiting syndrome 3. Abdominal migraine 4. Benign paroxysmal vertigo 5. Benign paroxysmal torticollis This group of disorders occurs in patients who also have 1.1 Migraine without aura or 1.2 Migraine with aura, or who have an increased likelihood to develop either of these disorders. Although historically noted to occur in childhood, they may also occur in adults. Additional conditions that may also occur in these patients include episodes of motion sickness and periodic sleep disorders including sleep walking, sleep talking, night terrors and bruxism.

3.2.1 Base neurobiológica da enxaqueca

A enxaqueca está associada a uma excitabilidade da rede neuronal, com ativação e sensibilização do sistema trigeminovascular. Acredita-se que a depressão alastrante cortical (DAC), reconhecida como o fenómeno neuronal subjacente à aura visual, começa na região occipital e depois espalha-se gradualmente para a frente. Este fenómeno é acompanhado por uma oligemia transitória, seguida de hiperemia no córtex. [Goadsby, 2005].

Vários mecanismos moleculares e celulares podem levar a uma maior suscetibilidade à DSC em doentes com enxaqueca, o que pode potencialmente desempenhar um papel importante na fisiopatologia das variantes da enxaqueca. Os investigadores sugeriram que uma fuga vasogénica dos vasos leptomeníngeos, com ativação do sistema trigeminovascular, contribui provavelmente para a aura prolongada em doentes com enxaqueca hemiplégica.

3.2.2 Tratamento da enxaqueca

Os agentes farmacológicos utilizados no tratamento da enxaqueca podem ser classificados como abortivos (ou seja, para reverter ou, pelo menos, parar a progressão da enxaqueca) ou profilácticos (ou seja, preventivos). De acordo com a Academia Americana de Neurologia (AAN), a terapêutica abortiva é mais eficaz quando administrada no prazo de 15 minutos após o início da dor e quando a dor é ligeira []. Na Tabela 1, a evidência para apoiar estratégias de tratamento agudo indica quais os medicamentos que podem ser eficazes, mas não fornece evidência suficiente para estabelecer como selecionar uma terapia em vez de outra. Por conseguinte, o nível de evidência A (um ou mais ensaios clínicos aleatórios e controlados bem concebidos, incluindo sínteses [meta-análises] desses ensaios) pode indicar mais do que uma alternativa terapêutica.

Tabela 3. Níveis de evidência para o tratamento agudo da enxaqueca

LEVEL A	**Analgesic**: Acetaminophen 1000 mg **NSAIDs** :Diclofenac 50, 100 mg Ibuprofen 200, 400 mg, Naproxen 500, 550 mg **Triptans** Almotriptan 12.5 mg, Frovatriptan 2.5 mg, Naratriptan 1, 2.5 mg, Rizatriptan 5, 10 mg, Sumatriptan(Oral 25, 50, 100 mg, Nasal spray 10, 20 mg, Patch 6.5 mg, SC 4, 6 mg) Zolmitriptan nasal spray 2.5, 5 mg, Oral 2.5, 5 mg **Dihydroergotamine:** Nasal spray 2 mg Pulmonary inhaler 1 mg
LEVEL B	**Antiemetics** : Chlorpromazine IV 12.5 mg

	Droperidol IV 2.75 mg, Metoclopramide IV 10 mg, Prochlorperazine IV/IM 10 mg; PR 25 mg **NSAIDs:** Flurbiprofen 100 mg, Ketoprofen 100 mg, Ketorolac IV/IM 30-60 mg **Others:** MgSO4 IV (migraine with aura) 1-2 g, Isometheptene 65 mg **Combinations:**Codeine/acetaminophen 25/400 mg
LEVEL C	**Antiepileptic:** Valproate IV 400-1000 mg **Ergot:**Ergotamine 1-2 mg, **Opioid:** Butorphanol IM 2 mg, Codeine 30 mg PO, Meperidine IM 75 mg, Methadone IM 10 mg, Tramadol IV 100 mg
LEVEL U	**NSAIDs:** Celecoxib 400 mg **Others:** Lidocaine IV, Hydrocortisone IV 50 mg

Nível A: Os medicamentos são considerados eficazes para o tratamento da enxaqueca aguda com base nas provas disponíveis.

Nível B: Os medicamentos são provavelmente eficazes para o tratamento da enxaqueca aguda com base nas provas disponíveis.

Nível C: Os medicamentos são possivelmente eficazes no tratamento da enxaqueca aguda com base nas provas disponíveis.

Nível U: As provas são contraditórias ou inadequadas para apoiar ou refutar a eficácia dos seguintes medicamentos para a enxaqueca aguda

Podem ser consideradas indicações para a terapia profiláctica da enxaqueca as seguintes

1. A frequência das crises de enxaqueca é superior a 2 por mês
2. A duração dos ataques individuais é superior a 24 horas
3. A enxaqueca causa perturbações importantes no estilo de vida do doente, com incapacidade significativa que se prolonga por 3 ou mais dias
4. A terapia abortiva falha ou é utilizada em excesso
5. Os medicamentos sintomáticos são contra-indicados ou ineficazes
6. Utilização de medicamentos abortivos mais de duas vezes por semana
7. Variantes da enxaqueca, como a enxaqueca hemiplégica ou crises raras de cefaleias que provocam perturbações profundas ou risco de lesão neurológica permanente

De acordo com a AAN), as recomendações publicadas para o tratamento preventivo são as seguintes [Holland et al., 2012]:

Tabela 4. Níveis de evidência para o tratamento preventivo da enxaqueca

LEVEL A	**Petasites (butterbur)**
LEVEL B	**NSAIDS:** fenoprofen, ibuprofen, ketoprofen, naproxen, naproxen sodium **Herbal therapies, vitamins, and minerals:** riboflavin, magnesium, MIG-99 (feverfew) **Histamines:** histamine SC
LEVEL C	**NSAIDs:** flurbiprofen, mefenamic acid **Herbal therapies, vitamins, and minerals:** Co-Q10, estrogen **Antihistamines:** cyproheptadin
LEVEL U	**NSAIDs:** Celecoxib 400 mg **Others:** Lidocaine IV, Hydrocortisone IV 50 mg

Nível A: A seguinte terapia é comprovadamente eficaz e deve ser oferecida para a prevenção da enxaqueca

Nível B: As seguintes terapêuticas são provavelmente eficazes e devem ser consideradas para a prevenção da enxaqueca

Nível C: As seguintes terapêuticas são possivelmente eficazes e podem ser consideradas para a prevenção da enxaqueca

Nível U: As provas são inadequadas ou contraditórias para apoiar ou refutar a utilização das seguintes terapêuticas para a prevenção da enxaqueca

3.3 Dores de cabeça secundárias

De acordo com os critérios de diagnóstico 3- beta [ICHD, 2013]" Quando uma nova cefaleia ocorre pela primeira vez em estreita relação temporal com outra perturbação que se sabe causar cefaleia, ou que preenche outros critérios de causalidade por essa perturbação, a nova cefaleia é codificada como uma cefaleia secundária atribuída à perturbação causadora. Isto continua a ser verdade mesmo quando a cefaleia tem as caraterísticas de uma cefaleia primária (enxaqueca, TTH, cefaleia em salvas ou uma das outras cefaleias autonómicas do trigémeo)."

As cefaleias secundárias podem ser divididas em oito categorias:

1. Cefaleias atribuídas a traumatismos ou lesões da cabeça e/ou do pescoço

2. Cefaleias atribuídas a perturbações vasculares cranianas ou cervicais
3. Cefaleia atribuída a uma perturbação intracraniana não vascular
4. Cefaleias atribuídas a uma substância ou à sua retirada
5. Cefaleia atribuída a uma infeção
6. Cefaleias atribuídas a perturbações da homeostasia
7. Cefaleias ou dores faciais atribuídas a perturbações do crânio, do pescoço, dos olhos, dos ouvidos, do nariz, dos seios nasais, dos dentes, da boca ou de outras estruturas faciais ou cranianas
8. Cefaleias atribuídas a perturbações psiquiátricas

Critérios gerais de diagnóstico das cefaleias secundárias:

A. Qualquer dor de cabeça que satisfaça o critério C
B. B. Foi diagnosticada outra perturbação cientificamente documentada como sendo capaz de provocar cefaleias

C. Prova do nexo de causalidade demonstrada por, pelo menos, dois dos seguintes elementos

1. A dor de cabeça desenvolveu-se em relação temporal com o início da doença presumivelmente causadora
2. Uma ou ambas as seguintes situações:
a) a dor de cabeça piorou significativamente em paralelo com o agravamento da presumível doença causadora
b) a dor de cabeça melhorou significativamente em paralelo com a melhoria da doença presumivelmente causadora
3. a cefaleia tem caraterísticas típicas da doença causadora
4. existem outras provas do nexo de causalidade

D. Não é mais bem explicado por outro diagnóstico ICHD-3

No entanto, os dados epidemiológicos sobre as cefaleias secundárias são escassos. Alguns inquéritos epidemiológicos relataram uma prevalência de cefaleias crónicas secundárias de 0,14% a 0,36% [Prencipe et al., 2001; Wiendels et al., 2006]. Num dos estudos, a prevalência de cefaleia crónica secundária ao fim de um ano foi de 2,14%, ou seja, cefaleia crónica pós-traumática 0,21%, cefaleia crónica atribuída a lesão por efeito de chicote 0,17%, cefaleia pós-craniotomia 0,02%, cefaleia por uso excessivo de medicação (MOH) 1,72%, cefaleia cervicogénica 0,17%, cefaleia atribuída a rinossinusite crónica 0,33% e cefaleias diversas 0,04% [Aaseth et al., 2008]. Em geral, as mulheres têm cefaleias crónicas secundárias duas a três vezes mais frequentemente do que os homens.

Uma história e um exame físico cuidadosos são cruciais para os doentes com uma evolução rápida para dor intensa, sugerindo causas secundárias. A gravidade da dor é importante, mas a maioria dos doentes no Serviço de Urgência irá provavelmente afirmar um nível elevado de intensidade da dor. Perguntar ao doente se é a pior dor de cabeça que alguma vez teve não é particularmente útil. Os sintomas neurológicos focais sugerem doença neurológica, como dissecção arterial, massa intracraniana ou vasculite. Os medicamentos actuais (como sedativos, estimulantes e anticoagulantes) e outras substâncias devem ser conhecidos para que as potenciais causas da cefaleia, bem como os potenciais obstáculos ao tratamento, possam ser esclarecidos. A presença de doenças médicas concomitantes, como a diabetes, a infeção pelo VIH e a doença neoplásica, deve ser compreendida por razões semelhantes.

O exame físico da cefaleia aguda deve incluir uma avaliação do meningismo como indício de inflamação meníngea devido a infeção ou hemorragia. O exame oftalmológico, incluindo uma avaliação pupilar cuidadosa, é muito útil para excluir doenças oculares, como o glaucoma agudo de ângulo fechado. A avaliação fundoscópica é essencial como indicador da pressão intracraniana. A avaliação da cabeça e do pescoço deve incluir a palpação dos seios paranasais, das regiões da articulação temporomandibular, dos tecidos submandibulares, das carótidas, das artérias temporais e das regiões supra-orbitais. É essencial efetuar um exame neurológico completo. A manobra de Dix-Hallpike pode ser útil quando a vertigem é o principal fator de acompanhamento. As manobras de provocação podem ajudar a esclarecer a doença da coluna cervical, incluindo a manobra de Spurling.

Os exames laboratoriais de rotina na cefaleia aguda podem ser de baixo rendimento, mas recomenda-se geralmente a realização de testes de glicemia, electrólitos, contagem de células sanguíneas e testes de gravidez. A tomografia computorizada (TC) é essencial para os doentes que sofreram um traumatismo craniano recente ou nos quais se suspeita de uma lesão maciça ou de uma hemorragia subaracnóidea. A TC pode ser utilizada em demasia na avaliação da cefaleia aguda, uma vez que cerca de 95% não apresentam qualquer anomalia [Goldstein et al., 2006]. O American College of Emergency Physicians afirmou numa declaração de política que havia evidência de nível B ("certeza clínica moderada") para a neuroimagem em doentes com cefaleias agudas com (1) cefaleias graves de início recente, (2) novos achados neurológicos anormais, ou (3) infeção por VIH [Eldow et al., 2008]. A angiografia por tomografia computorizada (ATC) é recomendada em caso de suspeita de qualquer uma das seguintes condições: rutura ou expansão aneurismática, síndrome de vasoconstrição cerebral reversível, vasculite cerebral, trombose venosa cerebral (com venografia por TC [CTV]) ou dissecção arterial (carótida ou vertebral) [Alons et al., 2015]. A ressonância magnética (RM) raramente é indicada na cefaleia aguda na ausência de sintomas neurológicos focais sugestivos de AVC ou massa intracraniana. A punção lombar (PL) é obrigatória se houver suspeita de meningite ou hemorragia subaracnóidea , como seria o caso de um doente com meningismo, febre ou história de dor de cabeça de evolução muito rápida.

O tratamento das cefaleias secundárias depende da causa subjacente. Para efeitos deste livro, não analisamos as opções terapêuticas. Em geral, a remoção do precipitante (por exemplo, tumor, antibióticos para meningite ou hematoma subdural devido a traumatismo craniano) pode resultar na melhoria da cefaleia, mas tal não é invariável [Levy et al., 2005]. A medicina complementar e alternativa (acupunctura, fisioterapia) foi utilizada por 73% com benefício para pacientes com cefaleia atribuída a distúrbio da homeostase, cefaleia atribuída a rinossinusite crónica e cefaleia cervicogénica, como os tipos mais frequentes de cefaleias crónicas secundárias [Kristoffersen et al., 2013]. Entre eles, 58% utilizaram em excesso analgésicos simples, principalmente paracetamol e/ou ibuprofeno, e 31% utilizaram em excesso analgésicos combinados, geralmente uma combinação de paracetamol e codeína. O padrão de utilização dos cuidados de saúde indica que é necessário melhorar a gestão da cefaleia crónica secundária.

3.4 Cefaleia por uso excessivo de medicamentos

Entre as cefaleias crónicas secundárias, o foco tem sido a MOH, um problema comum em todo o mundo. De acordo com os critérios de diagnóstico beta da ICHD-3, a MOH é definida como "um distúrbio de cefaleia crónica (cefaleia em mais de 15 dias/mês durante mais de três meses) em combinação com o uso excessivo de medicamentos (ingestão em > 10 ou 15 dias/mês durante > 3 meses) em doentes com um distúrbio de cefaleia pré-existente [ICHD, 2013]. Estima-se que a prevalência de MOH na população em geral seja de 1-2%, mas a condição é muito mais comum em doentes com cefaleias crónicas diárias (11-70%) [Wang et al., 2006].

O uso excessivo de medicamentos e a MOH são duas condições distintas. Embora o uso excessivo de qualquer medicação para a dor possa resultar em MOH, alguns fármacos apresentam um risco acrescido desta perturbação; os analgésicos combinados, os opiáceos e os triptanos são os medicamentos mais frequentemente associados à MOH. [Dyb etal., 2006].

As caraterísticas da cefaleia na MOH dependem da cefaleia primária. Os doentes com enxaqueca que utilizaram triptanos em excesso referiram a ocorrência diária de uma cefaleia do tipo enxaqueca ou, pelo menos, um aumento acentuado da frequência da enxaqueca. Os doentes com cefaleia de tipo tensional crónica que utilizam analgésicos ou opiáceos em excesso referem um aumento dos dias de cefaleia com caraterísticas de cefaleia de tipo tensional. No entanto, em alguns doentes, a medicação utilizada em excesso pode mascarar os sintomas que acompanham a enxaqueca, pelo que o diagnóstico é difícil de efetuar.

Os factores de risco comuns da MOH incluem o sexo feminino, comorbilidades psiquiátricas, dor pré-existente e utilização de medicamentos, bem como factores relacionados com o estilo de vida. [Hagen et al., 2012; Diener et al., 2016] A identificação e a educação dos doentes em risco podem ajudar a prevenir o desenvolvimento da doença

A fisiopatologia da HM não é completamente compreendida, mas a cefaleia parece tornar o cérebro mais suscetível à sensibilização central; além disso, os medicamentos para a dor aguda podem interferir com os sistemas de neurotransmissores, conduzindo assim à HM. Por exemplo, o sistema renina-angiotensina do cérebro interage com a transmissão sináptica monoaminérgica, contribuindo assim para o comportamento de dependência. Dado que os doentes com enxaqueca e TTH correm um risco mais elevado de desenvolver HM do que os indivíduos sem cefaleias primárias, os mecanismos fisiopatológicos da HM podem estar relacionados com o próprio cérebro enxaquecoso ou com cefaleias. Ao mesmo tempo, a presença de factores de risco genéticos desempenha um papel fundamental. As variantes do polimorfismo do transportador de serotonina têm sido associadas a um risco acrescido de recaída após uma abstinência bem sucedida. [Diener et al., 2016]

As três abordagens possíveis para o tratamento da HM incluem 1) Os doentes com MOH que fazem uso excessivo de triptanos ou analgésicos simples e não têm comorbilidade psiquiátrica devem receber informação sobre o mecanismo da MOH, com o objetivo de reduzir a sua ingestão de medicação aguda para cefaleias (para

<10dias por mês para ergotaminas, triptanos, opióides e analgésicos combinados, e para <15dias por mês para analgésicos simples); Se esta abordagem não for bem sucedida no prazo de 2-3 meses, há um segundo passo, como o 2)início da terapêutica preventiva farmacológica e não farmacológica; Atualmente, os ensaios aleatórios forneceram provas científicas de uma terapêutica preventiva eficaz em doentes com enxaqueca crónica com uso excessivo de medicação apenas para o topiramato e a onabotulinumtoxina A. Ensaios observacionais e randomizados com pouca potência, investigaram o ácido valpróico, canabinóides, pregabalina, estimulação do nervo occipital e acupunctura para o tratamento da MOH [Diener et al., 2016]. 3) Se esta abordagem não for bem-sucedida, ou se o doente tiver antecedentes de dependência de substâncias, estiver a consumir opiáceos em excesso, ou se a desintoxicação tiver falhado, o doente deve ser submetido a uma retirada da droga com o início de tratamentos farmacológicos e não farmacológicos preventivos. Estes doentes devem ser encaminhados para um especialista em cefaleias ou para um centro de cefaleias. Dependendo do contexto local e dos conhecimentos especializados, a retirada dos fármacos pode ser realizada em ambulatório, num programa de hospital de dia de 3-5 dias ou num programa de internamento, e requer uma equipa multidisciplinar.

Em conclusão, a HM é um importante problema de saúde em doentes com cefaleias primárias, embora os mecanismos biológicos e fisiopatológicos permaneçam pouco estudados. Além disso, são necessários ensaios aleatórios com potência adequada para permitir a elaboração de recomendações baseadas na evidência.

CAPÍTULO 4

4 Declaração do problema/ objectivos

Foram publicados muito poucos estudos neurológicos sobre os efeitos da crise económica mundial na saúde, mas nenhum estudo examinou a relação entre as dores de cabeça e a crise económica mundial. Por conseguinte, realizámos um estudo observacional retrospetivo no contexto das Urgências de uma clínica terciária em Atenas, Grécia, de 1 de janeiro de 2008 a 31 de dezembro de 2009 e de 1 de janeiro de 2010 a 31 de dezembro de 2011. Foram recolhidos dados demográficos de 1094 doentes adultos consecutivos com cefaleias. Foi efectuada uma regressão logística multinomial para examinar se a depressão por ansiedade hospitalar (HAD), a ansiedade por HAD, a experiência de acontecimentos de vida graves e o ano do inquérito tinham influência no tipo de cefaleia.

O nosso objetivo foi avaliar o impacto da recessão económica na frequência e gravidade das dores de cabeça. Também testámos se a depressão, a ansiedade e as experiências associadas à crise, como o desemprego, se reflectiam nas dores de cabeça.

CAPÍTULO 5

5 . Materiais e métodos

Este é um estudo retrospetivo, baseado nos dados de pacientes que tiveram cefaleias graves que os forçaram a visitar o Serviço de Urgência da Clínica de Neurologia do Hospital de Aeginição, de 1 de janeiro de 2008 a 31 de dezembro de 2009 e de 1 de janeiro de 2010 a 31 de dezembro de 2011. Analisámos os dados apenas dos doentes com cefaleias primárias e especialmente TTH, enxaqueca, uma vez que representavam a maioria dos casos e estão bem documentados como estando relacionados e afectados por qualquer tipo de stress. Os pacientes com cefaleias não classificadas em nenhuma das categorias da ICHD foram incluídos em outros tipos de cefaleias NOS (não especificado de outra forma, CID-9: 784.0).

O Serviço de Urgência do Hospital Aeginition presta serviços médicos não só à população da área metropolitana de Atenas (até 1,5 milhões de habitantes), mas também aos 58 municípios adjacentes da região da Ática (cerca de 1,0 milhões de habitantes), representando uma população urbana e semi-urbana. Para evitar dados em falta, foi utilizado um questionário padronizado sobre dados demográficos (idade, sexo), diagnóstico do tipo de cefaleia, medicação (com analgésicos incluídos apenas se fossem utilizados para o tratamento da cefaleia e não por qualquer outra causa). Os processos clínicos dos doentes que recorreram ao Serviço de Urgência com cefaleia como queixa principal foram recolhidos para posterior análise, excluindo os que sofriam de cefaleia como sintoma acompanhado da sua queixa principal. O diagnóstico de cefaleia baseou-se na história clínica do doente, no exame clínico e, se necessário, em análises laboratoriais, incluindo tomografia computorizada cerebral e ressonância magnética. O diagnóstico de cefaleias foi efectuado por um neurologista do Serviço de Urgência e baseou-se na Classificação Internacional das Perturbações de Cefaleias, 2.ª edição [ICHD-II, 2004].

Entre estes doentes que tinham visitado previamente o Serviço de Urgência (nos anos 2010-2011), apenas 144 doentes aceitaram o convite do neurologista do Serviço de Urgência para serem seguidos na consulta externa da Aeginition. Foram avaliados em relação a acontecimentos de vida graves ocorridos nos últimos três meses (um acontecimento importante que altera o estado ou as circunstâncias de uma pessoa, como a perda de emprego: "Perdeu o seu emprego devido a uma crise económica nos últimos três meses?"). Preencheram também a Escala Hospitalar de Ansiedade e Depressão (HADS), um questionário auto-administrado de 14 itens (7 itens na subescala de Ansiedade e 7 na subescala de Depressão), utilizado para avaliar a ansiedade e a depressão [Zigmond et al., 1983]. A versão grega validada da HADS revelou uma elevada consistência interna e estabilidade (α de Cronbach=0,88 para toda a escala, 0,83 para a HADS ansiedade e 0,84 para a HADS depressão), bem como um elevado Coeficiente de Correlação Intraclasse teste-reteste 0,94 [Michopoulos et al., 2008].

O estudo foi aprovado pelo Comité de Ética do Hospital Aeginition e cumpriu a Declaração de Helsínquia da Associação Médica Mundial de 2013 [Associação Médica Mundial, 2013]. Foi obtido o consentimento informado por escrito de cada paciente para permitir a utilização dos seus registos médicos para investigação. Todos os arquivos foram anonimizados e desidentificados antes da análise.

CAPÍTULO 6

6. análise estatística

Para além da estatística descritiva, foram utilizados os testes de amostras independentes para comparar as médias de idade entre os géneros para todos os anos do inquérito, e os testes exactos de Fisher para examinar se existiam relações significativas entre os restantes dados demográficos e o ano considerado, bem como entre os níveis de ansiedade e depressão e o ano do inquérito. Foram efectuados testes de qui-quadrado para a relação entre o sexo dos doentes e o ano de atendimento. A regressão logística multinomial foi realizada para examinar se a depressão HAD, a ansiedade HAD, a experiência de acontecimentos de vida graves, o ano do inquérito e alguns dados demográficos (sexo, idade, situação profissional, estado civil e nível de escolaridade) tinham influência no tipo de cefaleia.

O limiar dos valores de p estatisticamente significativos foi considerado o valor comum de 0,05. Todas as estatísticas foram efectuadas utilizando o software SPSS V.20.0 (IBM Corporation, Armonk, Nova Iorque, EUA).

CAPÍTULO 7

7.Resultados

Entre 5988 atendimentos registados (2225 em 2010 e 3763 em 2011) no Serviço de Urgência do hospital durante o período de 1 de janeiro de 2010 a 31 de dezembro de 2011, 906 doentes apresentavam sintomas de cefaleias (15,1% da amostra) e a maioria vivia em Atenas. De 2010 a 2011, registou-se um grande aumento (69%) de todos os atendimentos, mas também de doentes com cefaleias, começando em 10,5% e atingindo aproximadamente 18% no último ano. A amostra total de 1094 participantes consistiu nos anos de 2010 (233 pacientes) e 2011 (673 pacientes) e no ano de controlo, 2008 (188 pacientes).

Relativamente aos dados demográficos (Tabela 2), as mulheres foram a maioria dos doentes em todos os anos

Tabela 5. Caraterísticas demográficas dos doentes com cefaleias que recorreram aos serviços de urgência em 2008, 2010 e 2011.

		Year 2008			Year 2010			Year 2011		
		Male (%)	Femal e (%)	Total (%)	Mal e (%)	Femal e (%)	Total (%)	Male (%)	Female (%)	Total (%)
	Num. of patients	68 (36.2)	120 (63.8)	188	82 (35.2)	151 (64.8)	233	246 (36.6)	427 (63.4)	673
Age	Mean	41.40	38.29	39.41	40.38	42.19	41.55	43.14	40.68	41.58
	SD	17.06	15.56	16.14	14.93	16.36	15.86	16.97	16.15	16.48
Marital status	Married	38 (55.9)	71 (59.2)	109 (58.0)	39 (47.6)	100 (66.2)	139 (59.7)	138 (56.1)	217 (50.8)	355 (52.7)
	Single	29 (42.6)	48 (40.0)	77 (41.0)	38 (46.3)	45 (29.8)	83 (35.6)	100 (40.7)	183 (42.3)	283 (42.1)
	Divorced	1(1.5)	1(0.8)	2(1.1)	4(4.9)	4(2.6)	8(3.4)	8(3.3)	10(2.3)	18(2.7)
	Widowed	0	0	0	0	1(0.7)	1(0.4)	0	17(4.0)	17(2.5)
	Live alone	0	0		1(1.2)	1(0.7)	2(0.9)	0	0	0
Em	Public employees	5 (7.4)	13 (10.8)	18 (9.6)	44 (53.	60 (39.7)	**104 (44.6)**	16 (6.5%)	23 (5.4)	39 (5.8)

					7)					
	Employees at private sector	23 (33.8)	51 (42.5)	**74 (39.4)**	19 (23.2)	42 (27.8)	**61 (26.3)**	96 (39.0)	170 (39.8)	**266 (39.5)**
	Freelancer	18 (26.5)	9 (7.5)	**27 (14.4)**	5 (6.1)	15 (9.9)	20 (8.6)	51 (20.7)	47 (11.0)	98 (14.6)
	Student	6 (8.8)	9 (7.5)	15 (8.0)	1 (1.2)	1 (0.7)	2 (0.9)	5 (2.0)	24 (5.6)	29 (4.3)
	House-hold/ Other	2(2.9)	18(15.5)	18(9.6)	0	19 (12.6)	19(8.2)	9(3.7)	67(15.7)	76(11.3)
	Retired	10 (14.7)	5 (4.2)	15 (8.0)	6 (7.3)	3 (2.0)	9 (3.9)	20 (8.1)	13 (3)	33 (4.9)
	Unemployed	4 (5.9)	15 (12.5)	19 (10.1)	7 (8.5)	11 (7.3)	18 (7.7)	49 (19.9)	83 (19.4)	**132 (19.6)**

Valor de p significativo < 0,05. Valores apresentados como frequências (coluna percentagem).

A idade média dos participantes foi ligeiramente superior em 2010 e 2011, em comparação com a de 2008. A distribuição etária tende a ser enviesada para a direita em todos os anos abrangidos, de acordo com os testes gráficos efectuados. Não se registaram diferenças significativas na média de idades entre homens e mulheres, em todos os períodos de tempo analisados

No nosso ambulatório, 144 doentes com cefaleias (46 em 2010 e 98 em 2011) preencheram a HADScale. O coeficiente A de Cronbach para toda a escala foi igual a 0,67; para a HADS-A, 0,52; e para a HADS-D, 0,49. As correlações entre os itens variaram entre 0,003 e 0,291. Embora os resultados da análise de fiabilidade tenham sido marginalmente satisfatórios, ambos os índices da HADS-A e da HADS-D foram construídos de acordo com a proposta da literatura. Para uma melhor interpretação, as pontuações de depressão e ansiedade foram classificadas como normal (0-7), ligeira (8-10), moderada (11-14) e grave (15-21) (Tabela 6).

Tabela 6. Distribuição dos grupos de ansiedade e depressão para os anos de 2010 e 2011.

			Anxiety				p-value
			Normal	Mild	Moderate	Severe	
Year	2010	N(%)	22(15.3%)	7(4.9%)	10(6.9%)	7(4.9%)	0,44
	2011		33(22.9%)	22(15.3)	27(18.8)	16(11.1)	
			Depression				
Year	2010	N(%)	29(20.1)	3(2.1)	12(8.3)	2(1.4)	0.001 *
	2011		28(19.4)	7(4.9)	48(33.3)	15(10.4)	

*Valor p significativo < 0,05

O teste exato de Fisher revelou uma relação estatisticamente significativa entre a depressão e o ano (p<0,05), enquanto o resultado correspondente para a ansiedade não indicou qualquer relação com o ano (p= 0,44). As mulheres referiram significativamente mais sintomas depressivos do que os homens (p=0,04), mas não a ansiedade (p= 0,19).

Relativamente à experiência de acontecimentos de vida graves associados à crise (Tabela 7), o teste do qui-quadrado de Pearson mostrou independência com o ano (p= 0,18).

Tabela 7. Frequências da experiência de acontecimentos de vida graves

Experience of serious events	2010 (n=46)	2011 (n=98)	*p* value
Yes	37(80.4%)	88(89.8%)	0.18
No	9(19.6%)	10(10.2%)	

Os números entre parênteses correspondem à percentagem de doentes de cada ano, *valor p significativo < 0,05

TTH foi a mais comum variando em torno de 40% (Tabela 4). A segunda cefaleia mais frequente em 2008 foi a enxaqueca (36,2%) enquanto que para 2010 a enxaqueca foi a terceira (17,6%) já que a NOS foi a segunda (24,9%). Em 2011 as enxaquecas ficaram em segundo lugar (21,1%). As cefaleias secundárias tiveram um aumento extremo de 2008 (9%) para 2010(16,3%), ganhando um aumento mais ligeiro em 2011 (17,4%) (Tabela 4).

Relativamente ao sexo dos doentes, o sexo feminino predominou em todos os tipos de cefaleias, exceto na HM (Tabela 8).

Tabela 8. Distribuição do tipo de dor de cabeça para os anos de 2008, 2010 e 2011

Year			Tension type	Migraine	MOH	SEC	NOS	Total	*p* value
2008	Male	N(%)	30(16)	21(11.2)	7(3.7)	7(3.7)	3(1.6)	68(36.2)	0.175
	Female		50(26.6)	47(25)	3(1.6)	10(5.3)	10(5.3)	120(63.8)	
		Total	80(42.6)	68(36.2)	10(5.3)	17(9)	13(6.9)	188(100)	
2010	Male	N(%)	23(9,9)	12(5.2)	2(0.9)	19(8.2)	26(11.2)	82	0.018*
	Female		69(29.6)	29(12.4)	2(0.9)	19(8.2)	32(13.7)	151	
		Total	92(39.5)	41(17.6)	4(1.7)	38(16.3)	58(24.9)	233(100)	
2011	Male	N(%)	115(17.1)	41(6.1)	7(1)	49(7.3)	34(5.1)	246	0.030
	Female		179(26.6)	101(15)	4(0.6)	68(10.1)	75(11.1)	427(63.4)	
		Total	294(43.7)	142(21.1)	11(1.6)	117(17.4)	109(16.2)	673(100)	

MOH: Dor de cabeça por uso excessivo de medicamentos, SEC: Seconadária, NOS: Não especificado de outra forma. Dados apresentados como frequências e (%) *valor p significativo < 0,05

A elevada frequência de NOS (não especificado de outra forma, CID-9) pode ser explicada pelo facto de nesta categoria estarem incluídos muitos casos de cefaleias mistas (ambas as caraterísticas de enxaqueca e TTH).

No que diz respeito à distribuição da medicação entre os sexos para todos os anos (Quadro 9), a utilização de antienxaquecosos (triptanos) foi maior nas mulheres para todos os anos e o teste exato de Fisher mostrou que existia uma relação entre o sexo e o tipo de medicação apenas durante 2008. Os analgésicos (paracetamol e anti-inflamatórios não esteróides - AINE) foram a medicação mais comum para o alívio das cefaleias, com uma correlação estatisticamente significativa entre a utilização da medicação e o ano do inquérito (p<0,05). Relativamente à medicação anti-enxaqueca, não se verificou qualquer alteração estatisticamente significativa durante os anos de recessão, o que pode ser explicado pelo elevado custo deste tipo de medicação. Vale a pena mencionar que 13,1% da nossa amostra não utilizou qualquer medicação em 2008, enquanto esta percentagem caiu para 0,45% em 2011, levando a uma correlação estatisticamente significativa entre a não utilização de medicação durante os anos de 2011 e 2008 (p<0,05). Este importante achado pode ser um índice indireto da gravidade da cefaleia, significando que quanto maior a recessão económica (ano de 2011) maior a gravidade da cefaleia, levando a uma maior utilização de medicação.

Tabela 9. Distribuição dos medicamentos por género em 2008, 2010 e 2011

Year			Type of medication			*p* value	*p* value (year-medication)
			Common analgesics	Antimigra in	None	(gender-medication)	
2008	Gender	Male	49(26,1)	1(0,5)	6(3,2)		
		Female	68(36.2)	14(7.4)	14(7.4)		
		Total	117(77)	15(9,9)	20(13,1)		<0.001*
2010	Gend	Male	63(27)	4(1.7)	11(4.7)		<0.001*
		Female	121(51.9)	13(5.6)	10(4.3)		
			184(79)	17(7.3)	21(9)	0.296	
2011	Gender	Male	213(31.6)	29(4.3)	2(0.3)		
		Female	370(55)	51(7.6)	1(0.1)		
	Total		583(86.6)	80(11,9)	3(0,4)	0.830	

Os dados são apresentados como frequências e (%).* valor de p significativo < 0,05

O uso indevido de medicamentos para alívio (alívio) da dor de cabeça, ou seja, tomar um medicamento de uma forma ou numa dose que não foi recomendada por um profissional de saúde, aumentou de forma estatisticamente significativa durante os anos de recessão económica (2010 e 2011) em comparação com 2008 (Quadro 10).

Tabela 10. Uso indevido de medicamentos para o tratamento de cefaleias

Medication misuse	2008 (n=188)	2010(n=233)	2011(n=673)	*p value
Yes	21(11.2%)	89(38.2%)	570(84,69%)	<0.001
No	167(88.8%)	143(61.8%)	103(15.3%)	

Os dados são apresentados como frequências e (%) * valor de p significativo < 0,05

A medicação foi referida como ineficaz por 67% dos doentes de 2010, enquanto a maioria dos doentes de 2011 (55,7%) a considerou eficaz, tal como a maioria dos doentes de 2008 (81,4%) (Tabela 11).

Tabela 11. Eficácia dos medicamentos para o alívio das cefaleias

Headache relief after medication use	2008 (n=188)	2010(n=233)	2011(n=673)	*p*value
Yes	153(81.4%)	42(18%)	375(55.7%)	*<0.001
No	33(17.6%)	156(67.0%)	290(43.1%)	
Partial	2(1.1%)	33(17.6%)	8(1.2%)	

* Valor de p significativo < 0,05

O teste do qui-quadrado de Pearson revelou que a utilização incorrecta de medicamentos e a avaliação da eficácia da medicação estavam estatisticamente correlacionadas de forma significativa com o ano do inquérito (p<0,05). A utilização incorrecta da medicação pode ser atribuída à automedicação que muitos doentes têm de seguir em consequência da sua má situação económica, o que os leva a evitar ou a cancelar a consulta médica. Este facto pode também explicar a baixa eficácia da medicação no alívio das cefaleias.

A partir da regressão logística multinomial com a categoria de referência TTH, verificou-se uma relação significativa entre o tipo de cefaleia e o conjunto das variáveis independentes (Final -2Log Likelihood =284,33, Qui-quadrado =98,00, p<0,05). A medida de Nagelkerke, como indicador da força desta relação, foi igual a 0,53, pelo que esta relação não foi nem fraca nem muito forte.

De acordo com a Tabela 12, as variáveis que tiveram uma relação estatisticamente significativa na distinção entre enxaqueca e TTH foi 2010 como ano do inquérito, enquanto na distinção entre MOH e TTH nenhuma delas pareceu ser significativa. No que diz respeito à discriminação de secundária e de TTH, verificou-se que a idade teve uma contribuição estatisticamente significativa para estas, enquanto a discriminação de NOS e TTH pareceu ser influenciada pela idade do doente e pela experiência de acontecimentos de vida graves. Mais precisamente, os doentes em 2010, em comparação com os de 2011, eram menos susceptíveis de sofrer de enxaqueca do que de TTH em 23% (OR = 0,23, 95% C.I (0,05, 1,01)), ao passo que o aumento da idade tornava um doente cerca de 8% (OR = 0,92, 95% C.I (0,84, 1,00)) menos suscetível de sofrer de cefaleia secundária do que de TTH. Para além disso, o aumento da idade tornou um doente 6% menos suscetível (OR = 0,94, 95% C.I. (0,90, 0,99)) de sofrer de NOS em vez de TTH. A experiência de acontecimentos de vida graves diminuiu a probabilidade de um doente sofrer de NOS em vez de TTH em cerca de 87% (OR = 0,13, 95% C.I. (0,03, 0,70)).

Tabela 12. Regressão logística multinomial com o tipo de tensão como categoria de referência

Type of headache		B	Sig.	OR	95% Confidence Interval	
					Lower Bound	Upper Bound
Migraine	Intercept	2,43	0,21			
	[Year=2010]	-1,47	**0,05**	0,23	0,05	0,97
Secondary	Intercept	-26,29	0,99			
	Age	-0,09	**0,05**	0,92	0,84	1,00
Mixed	Intercept	5,09	0,01			
	Age	-0,06	**0,01**	0,94	0,90	0,99
	[SeriouslifeEvents=yes]	-2,02	**0,02**	0,13	0,03	0,70

CAPÍTULO 8

8.Discussão

Neste primeiro estudo sobre as cefaleias durante a crise, as pessoas que sofrem de cefaleias representam 15,1% de todos os pacientes atendidos no Serviço de Urgência do Hospital de Aeginition de 1 de janeiro de 2010 a 31 de dezembro de 2011. Esta percentagem é significativamente superior à de outros estudos [Maizels, 2001; Morgenstern et al., 2001]. No entanto, em ambos os estudos - anteriores à crise - os participantes não estavam a enfrentar problemas financeiros. No que respeita à realidade grega da crise, os nossos resultados estão em consonância com o estudo de Kentikelenis [Kentikelenis et al., 2011], uma vez que ambos os estudos concluíram que se registou um aumento significativo dos internamentos hospitalares [Kentikelenis et al., 2011] ou das visitas ao hospital (o nosso estudo). Este facto pode ser parcialmente explicado pelas actuais condições económicas na Grécia, que levam os doentes a procurar cuidados de saúde menos dispendiosos. Vale a pena mencionar que os hospitais gregos apoiam todos os doentes que visitam os serviços de urgência a um custo muito baixo e, em muitos casos, a custo zero. Em 2011, registou-se um aumento significativo de doentes que visitaram as urgências da nossa clínica, para todos os problemas de saúde, em relação a 2010, bem como para as cefaleias. Com o agravamento da crise, em 2011, verificou-se uma relação estatisticamente significativa entre a situação de desemprego e as dores de cabeça.

No entanto, esta investigação teve de ultrapassar uma série de limitações relacionadas, em primeiro lugar, com o carácter retrospetivo. Embora todos os dados disponíveis tenham sido cuidadosamente analisados, não foi possível excluir um viés, por exemplo, na seleção dos doentes durante o acompanhamento. No entanto, o facto de, de 906 doentes que foram examinados no Serviço de Urgência, apenas 144 terem visitado a nossa consulta externa mostra que estes doentes sentiram mais a necessidade de serem seguidos e, por conseguinte, a sua dor de cabeça era importante para eles. A dimensão da amostra obtida é modesta, uma vez que o período de recrutamento foi de apenas 12 meses. Houve também um potencial enviesamento na interpretação dos critérios da ICHD por parte dos neurologistas do Serviço de Urgência. Isto significa provavelmente que qualquer associação entre os diagnósticos de ansiedade, depressão e cefaleias pode ter sido subestimada no nosso estudo.

Contrariamente a outros estudos [Fodden et al., 1989; Schwartz et al., 1998; Blumenthal et al., 2003; Relja et al., 2005; Goldstein et al., 2006; Ruiz et al., 2007; Friedman et al., 2009; Dermitzakis et al., 2010], a DTH foi a cefaleia primária mais comum pela qual os doentes recorreram ao nosso SU, seguida da enxaqueca, exceto em 2008. Em estudos anteriores, a enxaqueca, como tipo de cefaleia mais grave e incapacitante em comparação com a HTT, foi a mais comum, variando de 15% a 63,5% [Fodden et al., 1989; De Carli et al., 1998; Blumenthal et al., 2003; Relja et al., 2005; Goldstein et al., 2006; Ruiz et al., 2007; Sahai-Srivastava et al., 2008]. De acordo com outros relatórios [De Carli et al., 1998; Ruiz et al., 2007], a NOS é o segundo tipo mais comum seguido da enxaqueca (o oposto acontece no período de recessão de 2008). No nosso estudo, a MOH varia entre 1,6% (crise de 2011) e 5,3% (2008 pré-crise). Este facto está de acordo com a observação de Westergaard et al. de que "A prevalência global de MOH frequentemente citada de 1% a 2% pode ser uma subestimação grosseira em algumas regiões e uma ligeira sobrestimação noutras" [Westergaard et al., 2014]. Os nossos resultados podem ser atribuídos à diminuição drástica dos rendimentos, que talvez tenha sido uma das razões para a diminuição do uso excessivo de medicação, mas esta é uma hipótese, uma vez que não dispúnhamos de informações sobre os hábitos de medicação dos doentes com cefaleias. Também não havia dados sobre os factores predisponentes para as cefaleias secundárias (ou seja, aumento da PA, história de malignidade, etc.), pelo que o aumento das cefaleias secundárias durante os anos de recessão de 2010 e 2011 permanece inexplicado.

O facto de a TTH ser o tipo mais comum de cefaleia primária pode ser explicado por duas razões. Em primeiro lugar, os rendimentos dos gregos, gravemente afectados, não lhes permitiam visitar médicos privados e, em segundo lugar, as alterações que ocorreram no sistema nacional de saúde grego durante o período de recessão favoreceram as visitas hospitalares gratuitas. Outra razão possível poderia ser também o diagnóstico inadequado de cefaleias por parte dos médicos nas urgências. Sugerimos que esta diferença se deve ao sistema de saúde grego, que permite que os doentes tenham acesso direto aos serviços de urgência de um hospital terciário, contornando a visita de um médico de família privado, que exige pagamento. Isto pode ser indicativo de "um abuso das urgências" por parte dos doentes com dores de cabeça crónicas que receberam cuidados de saúde durante o período de recessão, levando à utilização de analgésicos comuns prescritos pelos médicos visitados. Esta última hipótese pode explicar a nossa conclusão de que a eficácia da medicação melhorou em 2011, ano em que a crise económica se agravou. No entanto, a questão de saber se os cuidados médicos aumentam ou diminuem em caso de crise económica continua a ser uma questão empírica, uma vez que não existem dados publicados. O nosso artigo chama a atenção para a necessidade de mais investigação sobre esta questão.

No que diz respeito ao género, todos os tipos de cefaleia, com exceção da HM, parecem apresentar maior prevalência no sexo feminino. A relação significativa foi demonstrada para os anos de 2010 e 2011, em comparação com 2008. No nosso estudo, as mulheres também receberam mais analgésicos do que os homens, o que vai ao encontro de outros estudos [Dermitzakis et al., 2010]. Assim, os pacientes do sexo feminino apresentaram TTH mais frequente, foram mais afectados pelo período de recessão de 2010-11, resultando em mais tratamentos do que em 2008.

Na última década, vários estudos investigaram a relação entre sintomas depressivos e factores clínicos associados a cefaleias primárias, como a enxaqueca [Mitsikostas et al., 1999; Juang et al., 2000; Kaynak et al., 2004]. A depressão e a ansiedade foram mais comuns na MOH do que na enxaqueca episódica, mas esta associação parece depender mais da frequência da cefaleia do que do diagnóstico de cefaleia [De Carli et al., 1998; Zwart et al., 2003]. Da mesma forma, os nossos doentes com enxaqueca episódica não referiram significativamente mais sintomas depressivos do que outros tipos de cefaleias.

Mais interessante ainda é o facto de, nos últimos quatro anos, a recessão económica ter sido associada a um aumento do risco de depressão de 2,6 vezes em 2011, em comparação com 2008 [Kentikelenis et al., 2011; Madianos et al., 2011]. No entanto, foi efectuada muito pouca investigação. Apenas um estudo realizado nos EUA demonstrou que a incidência de internamentos devido a cefaleias aumentou significativamente durante a crise económica [Chinta et al., 2013]. Neste estudo, a incidência de cefaleias também aumentou significativamente durante os picos de desemprego, como um fator importante de ansiedade, o que também foi confirmado pelo nosso estudo. Os valores de depressão, mas não a ansiedade e a experiência de acontecimentos graves, estavam significativamente correlacionados com o ano, enquanto as mulheres apresentavam mais sintomas de depressão do que os homens. Apenas os doentes com cefaleias do tipo NOS tiveram menos probabilidades de relatar a experiência de acontecimentos graves durante os últimos três meses do que os doentes com DTH. Tendo em conta a percentagem da população grega que vive em Atenas e o facto de a maioria dos doentes com cefaleias ter chegado ao nosso Serviço de Urgência, a generalização é considerada segura. Existe apenas um estudo epidemiológico sobre cefaleias no Serviço de Urgência grego, mas no período anterior à crise [Dermitzakis et al., 2010].

CAPÍTULO 9

9. Conclusões e recomendações para investigação futura

Tanto quanto sabemos, este é o primeiro estudo sobre doentes com cefaleias que recorreram aos serviços de urgência durante a recente crise económica na Grécia. A nível internacional, não existem resultados comparativos de outros países que confirmem os nossos resultados.

A lista de recomendações para investigação futura pode ser resumida da seguinte forma:

1) Embora estas conclusões de uma única região com um número relativamente limitado de eventos não possam ser generalizadas a toda a população grega, Atenas sofreu uma convulsão financeira comparável à do resto do país, com o desemprego a atingir 11% em 2010 (dados da Autoridade Estatística Helénica; http://www.statistics.gr/portal/page/portal/ESYE).

2) Com base nestes resultados, tencionamos determinar mais aprofundadamente o impacto da crise nos resultados da doença, tendo em conta, nomeadamente, o custo da dor de cabeça ao longo da vida e a redução dos serviços de saúde devido à crise. (dados da Organização para a Cooperação e Desenvolvimento Económico (OCDE): http://www.oecd.org)

3) A crise financeira prolongada pode refletir-se no aumento da frequência das dores de cabeça
acompanhada de um maior recurso a analgésicos, sublinhou a necessidade de impor às autoridades sanitárias uma gestão ambulatória.

4) No entanto, com o agravamento da crise, estudos prospectivos de maior dimensão fornecerão mais informações sobre a estabilidade e a relação causal destes resultados.

CAPÍTULO 10

10. Referências

Aaseth K, Grande RB, Kvaerner KJ, Gulbrandsen P, Lundqvist C, Russell MB (2008) Prevalência de cefaleias crónicas secundárias numa amostra de base populacional de pessoas com 30-44 anos de idade. The Akershus study of chronic headache Cephalalgia 28(7):705-13.

Alons IM, van den Wijngaard IR, Verheul RJ, Lycklama a Nijeholt G, Wermer MJ, Algra A, et al (2015) The value of CT angiography in patients with acute severe headache. Ata Neurol Scand 131(3):164-168.

Bendtsen L, Jensen R (2004) Mirtazapine is effective in the prophylactic treatment of chronic tension-type headache. Neurology 62: 1706-1711.

Blumenthal HJ, Weisz MA, Kelly KM, Mayer RL, BlonskyJ (2003) Treatment of primary headache in the emergency department. Dor de cabeça 43:1026-1031.

Dermitzakis EV, Georgiadis G, Rudolf J, Nikiforidou D, Kyriakidis P, Gravas I et al (2010) Headache patients in the emergency department of a Greek tertiary care hospital. J Headache Pain 11:123-128.

Chinta R, Rao MB, Narendran N, Malla G, Joshi H (2013) Economic recession and headache- related hospital admissions. Hosp Top 91(2):37-42.

Chrousos GP (2009) Stress and disorders of the stress system. Nat Rev Endocrinol.5:374-381.

Crystal SC, Robbins MS (2010) Epidemiologia da cefaleia de tipo tensão. Curr Pain Headache Rep 14: 449-454.

De Carli GF, Fabbri L, Cavazzuti L, Roncolato M, Agnello V, Recchia G (1998) The epidemiology of migraine: a retrospective study in Italian emergency departments. Headache 38(9):697-704.

Diener CH, Holle D, Solbach K, Gaul C (2016) Cefaleia por uso excessivo de medicamentos: factores de risco, fisiopatologia e gestão. Nature Reviews Neurology 12: 575-583.

Dyb G, Holmen TL, Zwart JA (2006) Uso excessivo de analgésicos entre adolescentes com cefaleias: o estudo Head HUNT-Youth. Neurology 66, 198-201.

Edlow JA, Panagos PD, Godwin SA, Thomas TL, Decker WW (2008) Colégio Americano de Médicos de Emergência. Clinical policy: critical issues in the evaluation and management of adult patients presenting to the emergency department with acute headache. Ann Emerg Med 52(4):407-436.

Economou C, Kaitelidou D, Kentikelenis A, Sissouras A, Maresso A (2014) The impact of the financial crisis on the health system and health in Greece, em Maresso A, Mladovsky P, Thomson S, Sagan A, Karanikolos M, Richardson E et al. (eds), Economic crisis, health systems and health in Europe: Country experience. Copenhaga: OMS/Observatório Europeu dos Sistemas e Políticas de Saúde.

Eurostat. Estatísticas transversais da União Europeia sobre o rendimento e as condições de vida (EU SILC), base de dados dos utilizadores de 2007 e 2009. Luxemburgo: Comissão Europeia, Eurostat 2011.

Fernandez-de-Las-Penas C, Cuadrado ML, Arendt-Nielsen L, Ge HY, Pareja JA (2007) Aumento da sensibilidade pericraniana, diminuição do limiar de dor à pressão e parâmetros clínicos da cefaleia em doentes com cefaleia de tensão crónica. Clin J Pain. 23:346-352.

Ferrante T, Manzoni GC, Russo M, Camarda C, Taga A, Veronesi L et al (2013) Prevalência de cefaleias de tipo tensional na população geral adulta: o estudo PACE e revisão da literatura. NeurolSci 34 Suppl 1: S137-138.

Fodden DI, Petafield RC, Milsom PL (1989) Beware the patient with a headache in the accident and emergency department. Arch Emerg Med 6:7-12.

Friedman BW, Grosberg BM (2009) Diagnosis and management of the primary headache disorders in the emergency department setting. Emerg Med Clin N Am 27(1):71-87.

Goadsby PJ (2005) Migraine pathophysiology. Headache. 45 Suppl 1:S14-24.

Goldstein JN, Camargo CA, Pelletier AJ, Edlow JA (2006) Headache in United States emergency departments: demographics, work-up and frequency of pathological diagnoses. Cefalalgia 26:684-690.

Hagen K, Linde M, Steiner TJ, Stovner L, Zwart JA (2012) Risk factors for medication-overuse headache: an 11-year follow-up study. Os Estudos de Saúde Nord-Trondelag. Pain 153, 56-61.

Headache Classification Committee of the International Headache Society (1988) Classification and diagnostic criteria for headache disorders, cranial neuralgias and facial pain. Cefalalgia 8 Suppl 7:1-96.

Subcomité de Classificação das Cefaleias da Sociedade Internacional de Cefaleias (2004) The International Classification of Headache Disorder, 2nd edn. Cefalalgia 24:1- 160.

Comité de Classificação das Cefaleias da Sociedade Internacional de Cefaleias (IHS) (2013) A Classificação Internacional das Perturbações de Cefaleias, 3ª edição (versão beta). Cefalalgia. 33 (9):629-808.

Autoridade Estatística Helénica (2011) Taxa de desemprego de 16·6% em maio de 2011. Autoridade Estatística Helénica, Pireu.

Holland S, Silberstein SD, Freitag F, Dodick DW, Argoff C, Ashman E (2012) Atualização das diretrizes baseadas na evidência: AINEs e outros tratamentos complementares para a prevenção da enxaqueca episódica em adultos: Relatório do Subcomité de Normas de Qualidade da Academia Americana de Neurologia e da Sociedade Americana de Cefaleias. Neurologia 78: 1346-1353

Holroyd KA, Nash JM, Pingel JD, Cordingley GE, Jerome A (1991) A comparison of pharmacological (amitriptyline HCL) and nonpharmacological (cognitive-behavioral) therapies for chronic tension headaches. J Consult Clin Psychol. 59(3):387-93.

Holroyd KA, ODonnell FJ, Stensland M, et al. (2001). Gestão da cefaleia de tensão crónica com medicação antidepressiva tricíclica, terapia de gestão do stress e a sua combinação: um ensaio aleatório controlado. JAMA 285:2208-15.

Ifanti AA, Argyriou AA, Kalofonou FH, Kalofonos HP (2013) Crise financeira e medidas de austeridade na Grécia: O seu impacto nas políticas de promoção da saúde e nos cuidados de saúde pública. Health Policy 113: 8-12.

Iversen HK, Langemark M, Andersson PG, Hansen PE, Olesen J (1990) Clinical characteristics of migraine and episodic tension-type headache in relation to old and new diagnostic criteria. Headache 30: 514-519.

Jensen R, Torelli P (2010) Treatment of tension-type headache. Handb Clin Neurol 97: 377-386.

Juang KD, Wang SJ, Fuh JL, Lu SR, Su TP (2000) Co-morbilidade de perturbações depressivas e de ansiedade na cefaleia crónica diária e seus subtipos. Headache 40:818-823.

Kaynak Key FN, Donmez S, Tuzun U (2004) Epidemiological and clinical characteristics with psychosocial aspects of tensiontype headache in Turkish college students. Cephalalgia 24:669-674.

Kentikelenis A, Karanikolos M, Papanicolas I, Basu S, McKee M, Stuckler D (2011) Efeitos da crise financeira na saúde: presságios de uma tragédia grega. Lancet 22;378(9801):1457-8. doi: 10.1016/S0140-6736(11)61556-0.

Kristoffersen ES, Lundqvist C, Aaseth K, Grande RB, Russell MB (2013) Gestão da cefaleia crónica secundária na população em geral. O estudo de Akershus sobre cefaleias crónicas. J Headache Pain 14:5

Lantz M, Sieurin J, Sjolander A, Waldenlind E, Sjostrand C, Wirdefeldt K (2017) Enxaqueca e risco de AVC: um estudo nacional de gémeos de base populacional. Cérebro 140(10):2653-2662.

Levy M, Matharu MS, Meeran K, Powell M, Goadbsy PJ (2005) As caraterísticas clínicas da cefaleia em doentes com tumores da hipófise. Brain 128(8):1921-30.

Lipton RB, Bigal ME, Diamond M, Freitag F, Reed ML, Stewart WF; AMPP Advisory Group (2007) Migraine prevalence, disease burden, and the need for preventive therapy. Neurology 68 (5):343-9.

Madianos M, Economou M, Alexiou T, Stefanis C (2011) Depression and economic hardship across Greece in 2008 and 2009: two cross-sectional surveys nationwide. Soc Psychiatry Psychiatr Epidemiol 46:943-952.

Maizels M (2001) Headache Evaluation and Treatment by Primary Care Physicians in an Emergency Department in the Era of Triptans. Arch Intern Med 161(16):1969-1973.

Marmura MJ, Silberstein SD, Schwedt TJ (2015) The acute treatment of migraine in adults: the american headache society evidence assessment of migraine pharmacotherapies. 55(1):3-20.

Minen MT, Begasse De Dhaem 0, Kroon Van Diest A, Powers S, Schwedt TJ, Lipton R, et al (2016) Enxaqueca e suas comorbidades psiquiátricas. J Neurol Neurosurg Psychiatry 87:741-9.

Mitsikostas DD, Thomas AM (1999) Co-morbidity of headache and depressive disorders. Cefalalgia 19:211-217.

Michopoulos I, Douzenis A, Kalkavoura C, Christodoulou C, Michalopoulou P, Kalemi G et al (2008) Hospital Anxiety and Depression Scale (HADS): validação numa amostra de um hospital geral grego. Ann Gen Psychiatry 6(7):4.

Morgenstern L, Huber CH, Luna-Gonzales H, Saldin KR, Grotta JC, et al. (2001). Headache in the emergency department. Dor de cabeça 41:537-541.

Moris D, Zavos G, Menoudakou G, Karampinis A, Boletis J (2016) Doação de órgãos durante a crise financeira na Grécia. The Lancet 387: 1511-1512.

MOrk H, Ashina M, Bendtsen L, Olesen J, Jensen R (2004) Possíveis mecanismos de perceção da dor em doentes com cefaleias de tensão episódicas. Um novo modelo experimental de dor miofascial. Cephalalgia. 24:466-475.

OCDE/UE (2014) Health at a Glance: Europe 2014, OECD Publishing, Paris.

Pappa E, Kontodimopoulos N, Papadopoulos AA, Tountas Y, Niakas D (2011) Prescribed-drug utilization and polypharmacy in a general population in Greece: association with sociodemographic, health needs, health-services utilization, and lifestyle factors. Eur J of Clinical Pharmacology 67 (2): 185-192.

Penzien DB, Taylor FR (2014) Caixa de ferramentas da dor de cabeça. Tratamentos comportamentais e outros tratamentos não farmacológicos para dor de cabeça. Headache. 54(5):955-6.

Pisanu C, Preisig M, Castelao E, Glaus J, Pistis G, Squassina A, et al (2017) Uma pontuação de risco genético está diferencialmente associada à enxaqueca com e sem aura. Hum Genet 136(8):999-1008.

Relja G, Granato A, Capozzoli F, Maggiore C, Catalan M, Pizzolato G et al (2005) Nontraumatic headache in the emergency department: a survey in the province of Trieste. J Headache Pain 6:298-300.

Prencipe M, Casini AR, Ferretti C, Santini M, Pezzella F, Scaldaferri N et al (2001) Prevalence of headache in an elderly population: attack frequency, disability, and use of medication. J Neurol Neurosurg Psychiatry 70:377-81.

Ruiz FB, Santos MS, Siqueira HS, Cotta UC (2007) Caraterísticas clínicas, diagnóstico e tratamento das cefaléias agudas primárias em um centro de emergência: por que ainda negligenciamos as evidências? Arq Neuropsiquiatr 65:1130-1133.

Sahai-Srivastava S, Desai P, Zheng L (2008) Analysis of headache management in a busy emergency room in the United States. Headache 48:931-938.

Sahler K (2012) Epidemiologia e diferenças culturais na cefaleia do tipo tensão. Curr Pain Headache Rep 16: 525-532.

Schulte-Mattler WJ, Krack P; Grupo de Estudo BoNTTH (2004) Treatment of chronic tension-type cefaleias com toxina botulínica A: um estudo multicêntrico aleatório, em dupla ocultação e controlado por placebo. Pain. 109(1-2):110-4.

Schwartz BS, Stewart WF, Lipton RB (1997) Lost workdays and decreased work effectiveness associados à dor de cabeça no local de trabalho. J Occup Environ Med 39: 320-327.

Schwartz BS, Stewart WF, Simon D (1998) Lipton RB (1998) Epidemiology of tension-type dor de cabeça. JAMA 279(5):381-383.

Steiner TJ, Stovner LJ, Katsarava Z, Lainez JM, Lampl C, Lant⅛ri-Minet M, et al (2014) O impacto da dor de cabeça na Europa: principais resultados do projeto Eurolight.J Headache Pain 15: 31

Stewart WF, Lipton RB, Celentano DD, et al (1992) Prevalência de enxaqueca na Estados Unidos. JAMA 267:64-9.

Stovner LJ, Hagen K, Jensen R, Katsarava Z, Lipton R, Scher A et al (2007) The global burden of cefaleias: uma documentação sobre a prevalência e a incapacidade das cefaleias a nível mundial. Cefalalgia 27:193-210.

Thoits PA (2010) Stress and health -major findings and policy implications. J Health

Soc Behav
51(Suppl):S41-S53.

Tsiachristas A, Lionis C, Yfantopoulos J (2015) Bringing knowledge to develop an action plan for integrated care for chronic diseases in Greece. Revista Internacional de Cuidados Integrados, 15:e040.

Wang SJ, Fuh JL, Lu SR, Juang KD (2006) Chronic daily headache in adolescents: prevalence, impact, and medication overuse. Neurology 66, 193-197.

Westergaard ML, Hansen EH, Glumer C, Olesen J, Jensen RH (2014) Definições de cefaleia por uso de medicamentos em estudos de base populacional e suas implicações nas estimativas de prevalência: uma revisão sistemática. Cefalalgia 34:409-425.

Wiendels NJ, Knuistingh NA, Rosendaal FR, Spinhoven P, Zitman FG, Assendelft WJ et al (2006) Cefaleias crónicas frequentes na população em geral: prevalência e factores associados. Cefalalgia 26:1434-42.

Associação Médica Mundial (2013) Declaração de Helsínquia da Associação Médica Mundial: princípios éticos para a investigação médica envolvendo seres humanos. JAMA 310(20):2191-2194.

Zigmond AS, Snaith RP (1983) The hospital anxiety and depression scale. Ata Psychiatr Scand 67:361-370.

Zissis NP, Harmoussi S, Vlaikidis N, Mitsikostas D, Thomaidis T, Georgiadis G et al (2007) A randomized, double-blind, placebo-controlled study of venlafaxine XR in outpatients with tension-type headache. Cephalalgia 27: 315-324.

Zwart JA, Dyb G, Hagen K, 0degard KJ, Dahl AA, Bovim G, et al (2003) Depressão e perturbações de ansiedade associadas à frequência das cefaleias. O Estudo de Saúde Nord-Tr0ndelag. EurJ Neurol 10(2):147-152.

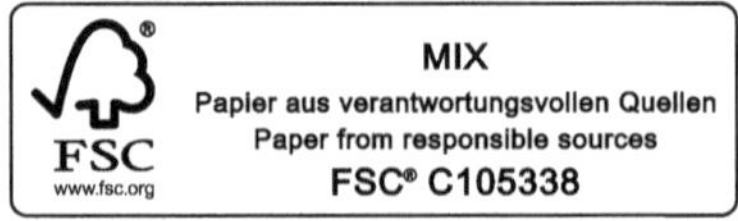

Printed by Books on Demand GmbH, Norderstedt / Germany